ANITA KANOJIA
RUPANDEEP KAUR SAMRA
NOOPUR RATHI

DESENHO DIGITAL DE SORRISOS

ANITA KANOJIA
RUPANDEEP KAUR SAMRA
NOOPUR RATHI

DESENHO DIGITAL DE SORRISOS

ScienciaScripts

Imprint
Any brand names and product names mentioned in this book are subject to trademark, brand or patent protection and are trademarks or registered trademarks of their respective holders. The use of brand names, product names, common names, trade names, product descriptions etc. even without a particular marking in this work is in no way to be construed to mean that such names may be regarded as unrestricted in respect of trademark and brand protection legislation and could thus be used by anyone.

Cover image: www.ingimage.com

This book is a translation from the original published under ISBN 978-3-659-63008-8.

Publisher:
Sciencia Scripts
is a trademark of
Dodo Books Indian Ocean Ltd. and OmniScriptum S.R.L publishing group

120 High Road, East Finchley, London, N2 9ED, United Kingdom
Str. Armeneasca 28/1, office 1, Chisinau MD-2012, Republic of Moldova, Europe
Managing Directors: Ieva Konstantinova, Victoria Ursu
info@omniscriptum.com

Printed at: see last page
ISBN: 978-620-8-54280-1

ÍNDICE DE CONTEÚDOS

Introdução

A procura da perfeição estética tem sido uma força motriz no campo da medicina dentária, com um foco específico no design do sorriso. A estética do sorriso desempenha um papel crucial na aparência geral e na autoestima de um indivíduo. Os métodos tradicionais de desenho do sorriso, embora eficazes, carecem frequentemente da precisão e personalização necessárias para satisfazer as diversas necessidades e expectativas dos pacientes. O advento das tecnologias digitais revolucionou muitas áreas médicas, incluindo a medicina dentária, dando origem ao Design Digital do Sorriso. Esta abordagem inovadora integra ferramentas e metodologias digitais avançadas para melhorar a precisão, a previsibilidade e os resultados dos tratamentos dentários estéticos.

O design digital do sorriso procura ajudar o médico, melhorando a visualização estética da preocupação do paciente, oferecendo um conhecimento da solução potencial e educando-o e inspirando-o sobre as vantagens do tratamento, aumentando assim a aceitação do caso pacientes. Os pacientes participam no processo de criação do seu próprio sorriso utilizando uma imagem digital. Ackerman et al. de 2002, que introduziu a análise e o desenho digital do sorriso, também incluiu a análise dinâmica de um sorriso utilizando videografia. Em vez de fazerem marcas estéticas de referência em fotografias impressas ou modelos de gesso, os clínicos e técnicos podem agora utilizar as aplicações informáticas PowerPoint, Keynote e Photoshop para o fazer em retratos dos seus rostos e sorrisos no ecrã do computador (McLaren & Culp, 2013). Em meados dos anos 2000, vários programas de computador foram criados para agilizar esses procedimentos e projetar proporções e formas dentárias idealizadas e reversíveis numa imagem digital (Zimmermann & Mehl, 2015). Com a ajuda de uma série de fotografias faciais, extra-orais e intra-orais, o primeiro protocolo de design de sorriso digital completamente orientado para o rosto foi criado em 2008 (Coachman, Calamita, & Sesma, 2017). A criação do sorriso é feita através da fusão de imagens 2D com modelos de computador 3D. Vários programas de computador foram criados em meados dos anos 2000 para agilizar esses procedimentos, bem como para moldar modelos e personalizáveis. Em 2008, foi desenvolvido o primeiro protocolo de desenho de sorriso digital totalmente orientado para a face com uma série de fotografias faciais, extra-orais e intra-orais (Coachmanet al., 2017). A combinação de fotografias 2D com modelos digitais 3D levou à transição para um formato totalmente digital para validar e melhorar os parâmetros estéticos em 3D (Coachman & Paravina, 2016). As ferramentas digitais já utilizadas nos consultórios dentários actuais, um computador com software DSD, uma câmara SLR digital ou mesmo um smartphone, podem ser utilizadas para realizar o método de desenho digital do sorriso (DSD) (Daher, Ardu, Vjero, & Krejci, 2018). Os instrumentos adicionais para um fluxo de trabalho digital 3D completo incluem um scanner intraoral digital, uma impressora 3D e CAD/CAM para impressões digitais (Aragón, Pontes, Bichara, Flores-Mir, & Normando, 2016)[1]

O Digital Smile Design baseia-se nos princípios da análise facial e da medicina dentária estética. O conceito fundamental do desenho do sorriso por meios digitais é criar um sorriso harmonioso e de aspeto natural que complemente as caraterísticas faciais e a personalidade do paciente. Isto requer um conhecimento profundo da estética dentária, incluindo a forma, o tamanho, a cor e o alinhamento dos dentes, bem como a sua relação com os lábios, as gengivas e a estrutura facial geral[2]. As técnicas tradicionais de desenho do sorriso baseavam-se principalmente em métodos manuais, que eram frequentemente subjectivos e propensos à variabilidade. Em contraste, o desenho digital do sorriso utiliza ferramentas digitais, como imagens 3D, desenho assistido por computador (CAD) e realidade aumentada, para criar planos de tratamento precisos e reproduzíveis[3].

Uma das principais tecnologias utilizadas na conceção de sorrisos é a fotografia e a videografia digitais. São captadas imagens e vídeos de alta resolução do rosto e do sorriso do paciente a partir de vários ângulos. Estes pontos de dados visuais servem de base para o processo de desenho digital, permitindo aos dentistas analisar em pormenor a dinâmica facial e as proporções dentárias do paciente[4]. Os scanners intra-orais são outro componente crítico do desenho digital de sorrisos. Estes dispositivos criam modelos 3D precisos dos dentes e gengivas do paciente, eliminando a necessidade de impressões dentárias tradicionais, que podem ser desconfortáveis e imprecisas[5]. Os modelos 3D gerados pelos scanners intra-orais são depois utilizados num software CAD para desenhar o sorriso ideal.

O desenho assistido por computador desempenha um papel fundamental na conceção do sorriso digital. O software CAD permite que os dentistas manipulem os modelos digitais dos dentes do paciente, ajustando a sua forma, tamanho e posição para alcançar o resultado estético desejado. Este processo é altamente interativo e colaborativo, envolvendo frequentemente o contributo do paciente para garantir que as suas preferências e expectativas são satisfeitas. Além disso, o software CAD pode simular os resultados finais, proporcionando aos pacientes uma representação visual do seu novo sorriso antes do início de qualquer trabalho físico. Esta pré-visualização ajuda a definir expectativas realistas e a melhorar a satisfação do paciente.[6]

A realidade aumentada (RA) e a simulação virtual são tecnologias emergentes no domínio da conceção digital de sorrisos. A RA permite que os dentistas e os pacientes vejam uma sobreposição virtual do desenho do sorriso proposto em tempo real. Esta experiência imersiva pode ser incrivelmente motivadora para os pacientes, uma vez que podem ver a potencial transformação diretamente no seu rosto[7]. As simulações virtuais vão um pouco mais longe, criando animações pormenorizadas do processo de tratamento, mostrando as alterações que irão ocorrer passo a passo. Estas simulações são valiosas para a educação e consentimento do doente , garantindo que os doentes estão totalmente informados sobre as suas opções de tratamento e os resultados esperados.

As aplicações clínicas do desenho digital de sorrisos são vastas e variadas. Pode ser utilizado numa vasta gama de procedimentos dentários, incluindo facetas, coroas, e implantologia. Por exemplo, nos procedimentos de facetas e coroas, a conceção digital do sorriso ajuda a conceber restaurações que combinam perfeitamente com os dentes naturais do paciente em termos de cor, forma e tamanho[8].

A implementação da conceção digital do sorriso demonstrou melhorias significativas nos resultados do tratamento e na satisfação do doente. Ao fornecer uma representação visual clara do plano de tratamento, a conceção digital do sorriso ajuda a estabelecer expectativas realistas e a reduzir a ansiedade do doente[9]. A natureza precisa das ferramentas digitais também minimiza o risco de erros e assegura que os resultados finais são tão próximos quanto possível do desenho planeado. Além disso, a natureza colaborativa da conceção digital do sorriso, que envolve tanto o dentista como o doente no processo de conceção, promove um sentimento de propriedade e satisfação entre os doentes.

Apesar das suas inúmeras vantagens, a adoção da conceção digital de sorrisos não está isenta de desafios. Um dos principais obstáculos é o custo associado à aquisição e manutenção de ferramentas e software digitais avançados. Estes custos podem ser proibitivos para as clínicas dentárias mais pequenas, limitando a sua capacidade de oferecer serviços de desenho digital de sorrisos [10]. Além disso, a curva de aprendizagem associada ao domínio das ferramentas e técnicas digitais pode ser acentuada. Os dentistas precisam de investir tempo e recursos em formação para utilizar eficazmente as tecnologias de desenho digital de sorrisos. Outro desafio é a integração do desenho digital de sorrisos nos fluxos de trabalho clínicos existentes. Os consultórios dentários tradicionais podem ter de sofrer alterações significativas para incorporar ferramentas digitais, o que pode ser perturbador e moroso.

É provável que as tendências futuras na conceção de sorrisos digitais se centrem no reforço da integração e da acessibilidade das tecnologias digitais. Prevê-se que os avanços na inteligência artificial (IA) e na aprendizagem automática desempenhem um papel significativo na evolução da de sorrisos digitais. A IA pode ajudar a automatizar partes do processo de conceção, tornando-o mais eficiente e reduzindo a dependência da introdução manual de dados [11]. Os algoritmos de aprendizagem automática podem analisar grandes quantidades de dados para identificar padrões e tendências, fornecendo informações valiosas sobre as estratégias de conceção de sorrisos mais eficazes. Além disso, o desenvolvimento de ferramentas digitais mais acessíveis e fáceis de utilizar irá provavelmente aumentar a adoção do desenho digital do sorriso entre os consultórios dentários de todas as dimensões.

Em conclusão, o desenho digital do sorriso representa um avanço significativo no domínio da medicina dentária estética. Ao tirar partido de tecnologias digitais avançadas, o desenho digital do sorriso oferece uma abordagem mais precisa, previsível e centrada no paciente ao desenho do sorriso. A integração de fotografia digital, imagens 3D, software CAD e realidade aumentada permite aos dentistas criar planos de tratamento altamente personalizados e visualmente exactos. As aplicações clínicas do desenho digital do sorriso são diversas, desde facetas e coroas a ortodontia e implantologia. Embora a adoção do desenho digital do sorriso coloque alguns desafios, os benefícios que oferece em termos de resultados de tratamento e satisfação do paciente fazem dele uma adição valiosa à prática dentária moderna. À medida que a tecnologia continua a evoluir, o futuro da conceção digital de sorrisos parece promissor, com a IA e a aprendizagem automática preparadas para melhorar ainda mais as suas capacidades e acessibilidade.

Componentes de análise do rosto e do sorriso

A perceção da beleza é subjectiva e influenciada pelas preferências individuais e pelos antecedentes étnicos ou culturais. A obtenção de resultados estéticos óptimos na reabilitação oral requer um trabalho minucioso antes do tratamento, um diagnóstico preciso e um planeamento meticuloso do tratamento.

O sorriso, uma expressão facial que indica prazer, simpatia e gratidão, é essencial na prótese dentária e na medicina dentária estética para o diagnóstico e planeamento do tratamento. Os sorrisos podem ser involuntários (espontâneos) ou voluntários (posados), sendo os sorrisos involuntários emocionais e os sorrisos posados intencionais e tipicamente sem emoção. Vários parâmetros definem o sorriso natural de um indivíduo, tais como a linha do sorriso, o arco do sorriso, o desenho do sorriso, a curvatura do lábio superior, a relação labiodentária, a exposição dos dentes, o corredor vestibular e a posição da borda incisal. Além disso, a linha média dento-facial, a simetria, a exposição gengival e a posição do zénite gengival são cruciais na avaliação da estética do sorriso. Estes factores devem ser considerados quando se projecta uma remodelação do sorriso, sendo que a etnia também desempenha um papel importante devido às diferentes normas entre populações.[12]

O desenho do sorriso deve ser efectuado através da avaliação de determinados elementos numa ordem específica:

1. Análise facial - avaliação do equilíbrio facial global;

2. Análise fonética

3. Análise dentária - análise das relações entre os dentes e no interior dos mesmos, incluindo a sua forma, posição e cor.

4. Análise dento-gengival,

Embora esta sequência seja recomendada, é importante compreender que todos estes elementos estão interligados e que a alteração de um deles afectará os outros.[13]

1. *ANÁLISE FACIAL*

1.1 Vista frontal

A análise facial é verificada a uma distância de conversação. O clínico utiliza uma série de linhas horizontais e verticais para determinar o tamanho e a proporção do rosto, desde o queixo até à linha do cabelo, e também a relação do rosto e da dentição do paciente no espaço. (fig. 1)

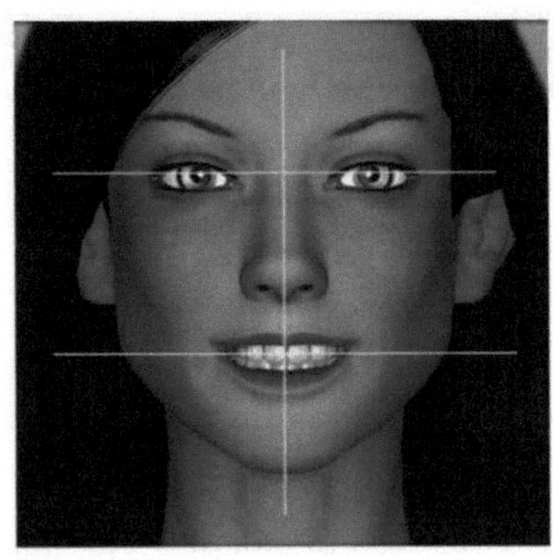

Lips
O Thick
O Medium
O Thin

Inter- Pupillary line
O Normal O Slanted down RT LT

Commissural line
O Normal O Slanted down RT LT

Facial midline
O Normal O Off to Patients RT LT

Facial Analysis Frontal View

Como mostra a figura 1. A primeira linha horizontal amarela a partir do topo é a linha interpupilar. Passa pelo centro da pupila de cada olho. A linha horizontal abaixo desta é chamada linha comissural, que passa pelos cantos onde os lábios superior e inferior se encontram. Estas linhas devem normalmente ser paralelas aos planos incisal e oclusal dos dentes do doente. As espessuras dos lábios superior e inferior são também registadas e uma descrição é assinalada. A necessidade de um possível aumento ou redução dos lábios também pode ser registada altura. É traçada uma linha vertical amarela através da glabela (centrada entre as sobrancelhas), da ponta do nariz, através do centro do filtro, do centro do arco de Cupido e, finalmente, até ao centro do queixo. A linha vertical resultante é a linha média facial e é identificada e analisada como normal ou curva. LT, esquerda; RT, direita.

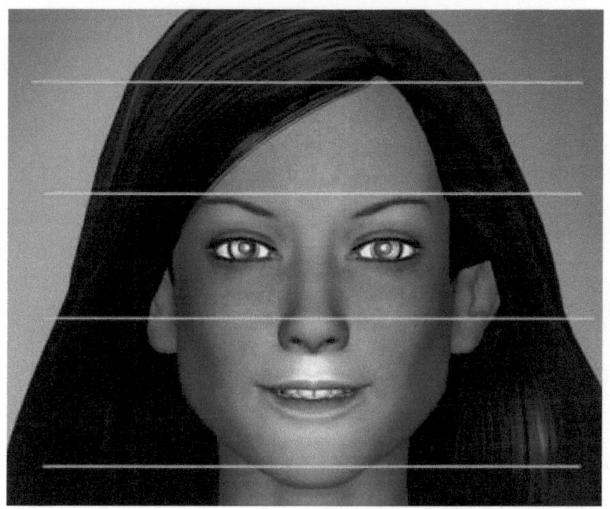

Na figura 2. O rosto está dividido horizontalmente em três porções. A parte superior vai desde a linha do cabelo até ao topo das sobrancelhas do doente. A segunda porção vai desde as sobrancelhas até à ponta do nariz. A parte inferior vai da ponta do nariz até à ponta do queixo. Esta terceira porção é ligeiramente mais larga do que as duas porções superiores num doente jovem, sem desgaste oclusal e com uma dimensão vertical normal. No entanto, esta porção pode eventualmente encolher com a idade e desgaste severo (colapso da mordida posterior)

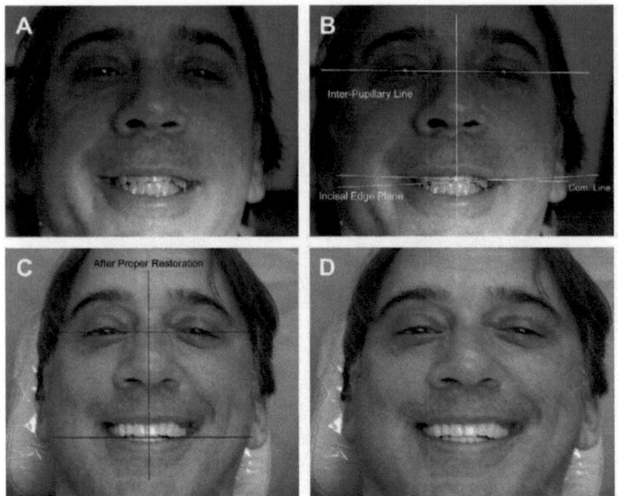

Na fig. 3. (A) Fotografia pré-operatória de um paciente. (B) Um paciente com linhas desenhadas na sua fotografia pré-operatória para simular o que deve ser observado utilizando a ficha de avaliação do sorriso. O bordo incisal da maxila deve ser paralelo às linhas interpupilar e comissural (com). Neste paciente, as bordas incisais dos dentes anteriores superiores correm para cima, da direita para a esquerda do paciente. As figuras C e D mostram o caso acabado com o plano incisal da dentição anterior restaurada agora paralelo à linha interpupilar.

1.2 *VISÃO DO PERFIL*

Permite que os médicos visualizem uma importante linha imaginária chamada plano E de Rickett. Esta linha traçada desde a ponta do nariz até à ponta do queixo permite avaliar o perfil do doente comparando a distância plano ao lábio superior e inferior. No perfil normal, o lábio maxilar está a uma distância aproximadamente duas vezes superior (4 mm) à do lábio inferior em relação ao plano E. Um perfil côncavo pode exigir uma posição mais proeminente dentes anteriores maxilares com restauração final dos dentes anteriores, enquanto um perfil mais convexo pode exigir uma posição mais retruída das restaurações finais. Outras linhas imaginárias formam o ângulo da linha nasal/labial. Nos homens, o ângulo nasal-labial é geralmente de 90 a 95, enquanto nas mulheres é geralmente de 100 a 105.

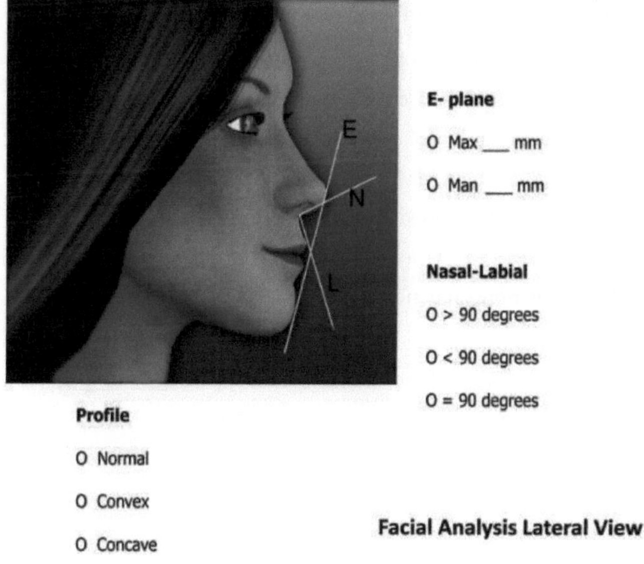

Fig. 4. Vista de perfil. Max_mm= distância medida do lábio maxilar ao plano E, (Avg. Caucasiano -4, Avg. Afro-americano +4, [menos se forma facial côncava mas mais se forma facial convexa]); Man_mm = distância medida do lábio mandibular ao plano E (Avg. Caucasiano -2, Avg. Afro-americano +2, [menos se a forma facial for côncava mas mais se a facial for convexa]).

2. *ANÁLISE FONÉTICA*

Na década de 1950, os clínicos aperceberam-se da importância da fonética na determinação da configuração dos dentes da prótese e da posição e comprimento adequados dos dentes anteriores em relação à dimensão vertical da oclusão. Um paciente em posição de repouso fisiológico terá normalmente um espaço de 2 a 4 mm entre a arcada superior e inferior. A visibilidade mínima dos dentes anteriores nesta posição para uma aparência jovem foi identificada entre 2 e 4 mm, dependendo do sexo do indivíduo (as mulheres geralmente mostram mais dentes). O som "m" permite ver posição de repouso e a revelação dos dentes nesta posição. Pode-se usar isto como um guia fonético para ajudar a planear o aspeto a ser alcançado no enceramento inicial de um caso bem planeado (Fig. 5). A pronúncia alargada do som "e" é outro guia fonético importante. Este som mostra normalmente a maior

sorrir. Daí a prática de dizer a palavra "queijo" quando se tira fotografias. O espaço entre os lábios superior e inferior deve ser preenchido quase completamente pelos incisivos superiores ao pronunciar este som. O bordo incisal do maxilar estará muito próximo do bordo superior do lábio inferior. No entanto, à medida que a idade avança, os músculos da boca perdem o tónus e cada vez menos dentes superiores serão visíveis durante a pronúncia do som do "e" longo. O som "s" é criado pela passagem de ar entre a superfície macia da língua e a superfície lingual dura dos dentes anteriores superiores.

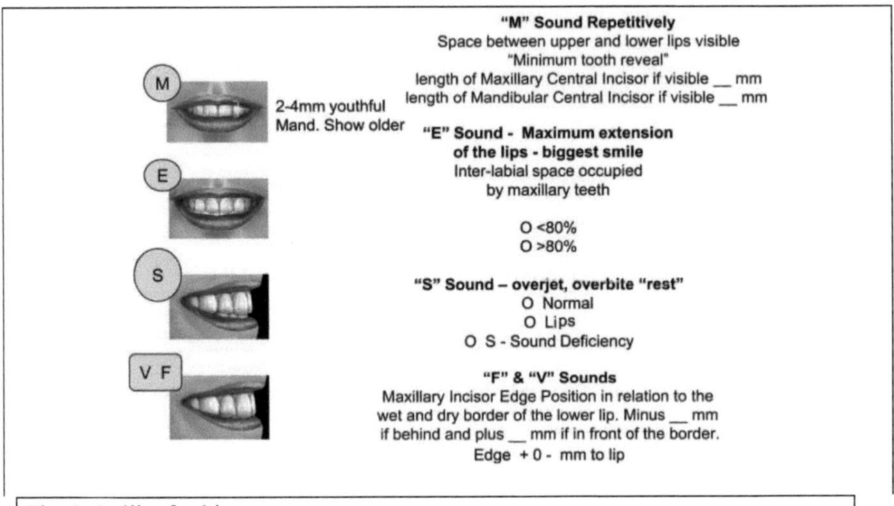

Fig. 5. Análise fonética

A pronúncia correta dos sons "f" e "v" é conseguida quando os bordos incisais dos dentes anteriores da maxila entram em contacto ligeiro com o lábio inferior (bordo do vermelhão). As bordas incisais devem estar posicionadas diretamente sobre a linha de demarcação entre a borda húmida e a borda seca do lábio inferior. Este contacto ligeiro permite a acumulação de pressão suficiente para uma pronúncia correta.[14]

3. *ANÁLISE DENTÁRIA*

A posição, forma, tamanho e cor dos dentes anteriores superiores são muito importantes em termos dos resultados estéticos do desenho do sorriso (Feraru et al., 2016). Alguns dentes anteriores têm uma forma mais plana, enquanto outros têm uma forma mais convexa. Alguns dentes têm um aspeto retangular, enquanto outros têm um aspeto mais oval. Diferentes caraterísticas como estas são indicativas especificidade do sorriso do paciente (Dawson, 1974). Alguns pesquisadores consideram que a largura dos incisivos centrais superiores deve estar entre 75-86% do comprimento (Dickerson, 1996; Magne e Belser, 2003; Chu, 2007). O comprimento dos dentes também tem sido relatado como afetando a estética. Afirma-se que o comprimento dos incisivos centrais maxilares é de 10 a 22 mm em média (Magne et al., 2003). A linha média identifica uma linha vertical formada contacto dos incisivos centrais superiores. Afirma-se que a linha média deve ser ortogonal ao plano incisal e concorrente ou sobreposta à linha média da face (Miller et al., 1979). Quando vistos de frente, a inclinação axial dos dentes anteriores tende a inclinar-se para a linha média, tornando-a mais proeminente desde os incisivos centrais até aos dentes caninos. Em termos de aparência, é muito importante que os dentes anteriores maxilares sejam proporcionais entre si. Muitos dentistas aceitam e aplicam os princípios da Proporção Áurea declarados por Lombardi e depois melhorados por Levin (Rufenacht Claude, 1990). Com a disposição ideal dos seis dentes anteriores com estes tamanhos ideais, forma-se um espaço aberto entre os pontos de contacto e as superfícies proximais bordos incisais. Essa área é expressa como embrasadura incisal. Essas embrasuras terminam no ponto em que tocam os dentes adjacentes. As embrasuras incisais devem mostrar uma melhora gradual do dente central para o posterior (Wheeler, 1965)

Tendo em vista a cor do dente, existem três caraterísticas principais (valor, matiz e croma) e caraterísticas como translucidez, estrutura e brilho que podem reformar a impressão de forma e valor dentário (Culp et al., 2013). A seleção de cores no desenho do sorriso deve ser personalizada de acordo com a satisfação de cada paciente. Foi mencionado que informar o paciente sobre as regras gerais para a aparência natural dos dentes e a seleção da cor também pode ser favorável para satisfazer a esperança do paciente de uma forma realista (Blitz et al., 2001).

4. *ANÁLISE DENTOGENGIVAL*

As caraterísticas dentogengivais compreendem a saúde e a morfologia da gengiva, como a forma e o contorno da gengiva, a posição gengival livre, a posição do zénite gengival, a cor e a pigmentação da gengiva, a posição da papila, a linha gengival, as dimensões do corredor bucal, o estado de inflamação, o estado da papila interdentária e a formação do triângulo negro (Prato et al, 2004; Magne e Belser, 2010; Camare, 2010; Pawar et al., 2011; Nascimento et al., 2012; Priya et al., 2013; Patel e Chapple, 2015). Um dentista deve prestar atenção a estes parâmetros ao desenhar um sorriso. O desenho dos dentes dentro dos limites da arquitetura gengival afecta significativamente a estética do sorriso. A posição irregular da papila dentes anteriores ou a gengiva inflamada podem ter um efeito dramático na estética. Embora alguns pormenores possam parecer insignificantes, mesmo um pequeno triângulo preto pode perturbar todos os esforços para criar um sorriso bonito (Batra et al., 2018).[15]

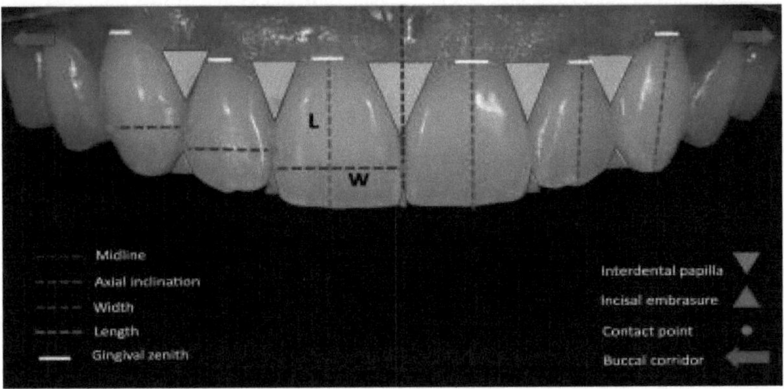

Pontos de referência dentários e gengivais utilizados no desenho digital de sorrisos

Evolução do design digital do sorriso

Como tudo o resto, o processo de desenho do sorriso também evoluiu ao longo dos anos. Os dentistas e os técnicos procuram sempre melhores formas de ligar o rosto do paciente ao modelo de trabalho, permitindo aos técnicos desenvolver desenhos mais bonitos que requerem menos ajustes na boca.[16]

A Coachman foi capaz de evoluir através das gerações seguintes. Começou com simples desenhos analógicos e passou para o digital 3D:

- **Geração 1.** Desenhos analógicos em vez de fotografias e sem ligação ao modelo analógico.
- **Geração 2.** Desenhos digitais 2D e ligação visual ao modelo analógico.
- **Geração 3.** Desenhos digitais 2D e ligação analógica ao modelo.
- **Geração 4.** Desenhos digitais 2D e ligação digital ao modelo 3D.
- **Geração 5.** Fluxo de trabalho 3D completo.
- **Geração 6.** O conceito 4D. Acrescentar o movimento ao processo de conceção do sorriso

Mesa: Evolução do design do sorriso digital

Geração	**Avanço**	**Descrição**
Primeira geração	Desenho analógico sobre imagens e sem ligação à maquete analógica	Nessa altura, o resultado do tratamento era visualizado através de um desenho à mão numa cópia impressa de uma fotografia, mas isso não pode ser relacionado com a maquete digital. A medicina dentária digital ainda não tinha sido desenvolvida na altura

Segunda geração	Desenho digital 2D e ligação visual à maqueta analógica	Com o advento da era digital, alguns programas, como o PowerPoint, tornaram-se familiares, permitindo o desenho digital. Apesar de se limitar ao desenho bidimensional e não ser específico para a dentisteria, era mais adequado e exigia menos tempo do que o desenho manual. Embora, a
		a obra de arte estava esteticamente relacionada com o mas não existe uma verdadeira relação.
Terceira geração	Desenho digital 2D e ligação analógica à maqueta	Foi o início da conversão digital-analógica. Foi lançada a primeira aplicação de desenho digital específica para medicina dentária, que associava o Digital Smile Design (DSD) bidimensional a modelos tridimensionais. A integração facial para o desenho de sorrisos também foi criada nesta altura, mas não havia qualquer ligação a o mundo digital 3D.
Quarta geração	Desenho digital 2D e ligação digital à maquete 3D	Na altura, a medicina dentária digital passou de uma análise bidimensional para uma análise tridimensional. Foi feito um modelo digital 3D com integração facial e estética atual requisitos.
Quinta geração	Fluxo de trabalho 3D completo	Agora, é a altura em que todo o fluxo de trabalho é feito digitalmente e um fluxo de trabalho 3D é feito envolvendo todos os elementos faciais e parâmetros de análise digital
Sexta geração	O conceito 4D	Incluir o movimento no processo de conceção do sorriso.

Evolução do design digital do sorriso

A conceção digital do sorriso (DSD) é uma abordagem contemporânea que integra a estética com tecnologia avançada para melhorar os tratamentos dentários e os resultados. O conceito gira em torno da criação de um sorriso harmonioso e visualmente apelativo que é personalizado de acordo com as necessidades e desejos individuais do paciente. A estética no DSD está dividida em três elementos principais: miniestética, macroestética e microestética. Cada um destes elementos desempenha um papel crucial na obtenção de um sorriso equilibrado e bonito que adere aos princípios da harmonia facial, proporcionalidade e simetria. Além disso, determinadas proporções matemáticas, como a proporção RED (Recurring Esthetic Dental), a proporção Golden e a proporção M, orientam o processo de design para garantir resultados óptimos.

1. Mini Estética

A miniestética centra-se nos detalhes subtis mas significativos do sorriso que influenciam a sua aparência geral. Estes incluem os contornos gengivais, o comprimento dos dentes e a simetria da linha do sorriso. A arquitetura gengival (gengiva), por exemplo, desempenha um papel vital no enquadramento dos dentes. No desenho digital do sorriso, os contornos gengivais são analisados e ajustados para garantir que as gengivas complementam os dentes em vez de os depreciarem. A simetria gengival adequada aumenta a perceção de equilíbrio e proporcionalidade no sorriso[17].

O comprimento do dente é outro aspeto crítico da miniestética. A proporção entre o comprimento e a largura do dente, muitas vezes referida como o rácio de aspeto do dente, é cuidadosamente considerada durante o DSD. O comprimento ideal dos incisivos centrais, por exemplo, deve estar em harmonia com a face e os outros dentes, criando um sorriso esteticamente agradável[18]. A relação entre a linha dos lábios e os dentes também é analisada. O sorriso ideal deve revelar a quantidade correta de estrutura dentária em relação aos lábios quando se sorri. Isto é crucial na miniestética porque um desequilíbrio pode levar a um sorriso gengival ou a uma inadequada dos dentes, o que pode ter um impacto negativo na aparência do sorriso[19].

A miniestética também enfatiza a importância da simetria do sorriso. A linha do sorriso - a curva imaginária que segue os bordos dos dentes superiores e deve ser paralela à curva do lábio inferior - é analisada digitalmente para garantir a simetria. Os desvios desta curva ideal podem fazer com que o sorriso pareça desequilibrado[20].

2. *Macroestética*

A macro-estética envolve a harmonia e o equilíbrio geral do sorriso em relação ao rosto. Ela engloba o alinhamento e a proporção dos dentes dentro da arcada dentária, a inter-relação entre os dentes superiores e inferiores e a integração geral do sorriso com as caraterísticas faciais. Os princípios da macroestética ditam que os dentes devem estar em proporção não só entre si, mas também com toda a face[21].

Um dos conceitos mais importantes na macro-estética é a Proporção Áurea. A Proporção Áurea é um rácio matemático (1:1,618) que tem sido historicamente utilizado na arte e na arquitetura para criar composições visualmente agradáveis. No DSD, a Proporção Áurea é aplicada às larguras visíveis dos dentes anteriores quando vistos de frente. De acordo com esse princípio, a largura dos incisivos centrais deve ser 1,618 vezes a largura dos incisivos laterais, e a largura dos incisivos laterais deve ser 1,618 vezes a dos caninos[22]. Acredita-se que esta proporção cria um sorriso naturalmente atrativo e harmonioso.

Outro conceito em macro-estética é a proporção RED (Recurring Esthetic Dental). A proporção RED sugere que o rácio da largura dos dentes sucessivos, vistos de frente, deve permanecer consistente. Por exemplo, a largura dos incisivos laterais deve ser uma percentagem fixa menor do que a dos incisivos centrais, e os caninos devem seguir a mesma percentagem de redução em relação aos incisivos laterais. Acredita-se que essa consistência na proporção cria um sorriso mais coeso e esteticamente agradável [23].

A proporção M, embora menos comummente discutida, é outra diretriz matemática utilizada na macro-estética. A proporção M refere-se à relação entre as larguras mesiodistais dos dentes e é particularmente relevante quando se lida com discrepâncias no tamanho ou forma dos dentes. Ao aderir à proporção M, os profissionais de medicina dentária podem alcançar um alinhamento mais harmonioso dos dentes, o que melhora o apelo estético global do sorriso [24].

3. *Microestética*

A microestética analisa os pormenores dos dentes individuais que contribuem para a beleza natural do sorriso. Isto inclui a forma, a textura, a cor e a translucidez dos dentes. A microestética tem como objetivo replicar as caraterísticas naturais dos dentes, tornando as restaurações indistinguíveis dos dentes naturais [25].

A forma de cada dente é fundamental na microestética. Por exemplo, os contornos dos incisivos centrais devem ser bem definidos e ligeiramente convexos para refletir a luz naturalmente. Os incisivos laterais são normalmente mais arredondados, enquanto os caninos têm uma aparência mais pontiaguda. No design digital de sorrisos , estas formas são cuidadosamente elaboradas para melhorar a estética natural do sorriso[26].

A textura do dente e a morfologia da superfície também são considerações importantes na microestética. Os dentes naturais não são perfeitamente lisos; têm sulcos subtis, ranhuras e padrões que reflectem a luz de formas específicas. No DSD, estes pormenores são replicados digitalmente e incorporados nas restaurações finais para garantir que imitam os dentes naturais [27].

A cor e a translucidez desempenham um papel importante na microestética. A cor natural dos dentes não é uniforme; varia desde o bordo incisal até à área gengival, sendo o bordo incisal tipicamente mais translúcido. Esta variação é cuidadosamente recriada no DSD para obter uma aparência natural. As ferramentas digitais utilizadas no DSD permitem uma correspondência de cores e ajustes precisos, assegurando que o resultado final se mistura na perfeição com os dentes existentes do paciente [28].

A integração de princípios estéticos no desenho digital de sorrisos

O desenho digital de sorrisos utiliza software avançado para analisar e integrar os princípios da estética mini, macro e micro no plano de tratamento. O processo começa com uma avaliação abrangente das caraterísticas faciais do paciente, das estruturas dentárias e dos objectivos estéticos. Imagens e vídeos de alta resolução do rosto e do sorriso do paciente são capturados e importados para o software DSD. O software permite então medições e visualizações precisas, permitindo ao dentista aplicar sistematicamente os princípios da estética.

Por exemplo, a Proporção Áurea é aplicada aos dentes anteriores para garantir que eles estejam em harmonia uns com os outros e com a face. O software também pode calcular a proporção RED, garantindo que as larguras dos dentes diminuam consistentemente dos incisivos centrais para os caninos [29]. A proporção M é usada para resolver quaisquer discrepâncias no tamanho dos dentes, garantindo um alinhamento equilibrado.

O software também permite que o dentista manipule os gengivais e os comprimentos dos dentes, respondendo a pequenas preocupações estéticas. A simetria do sorriso é avaliada e corrigida digitalmente, assegurando que o resultado final é equilibrado e proporcional. Os micro detalhes estéticos, a forma dos dentes, a textura e a cor, são meticulosamente planeados e visualizados utilizando o software, permitindo uma personalização precisa das restaurações finais.

O carácter digital do DSD oferece várias vantagens em relação aos métodos tradicionais. Permite uma melhor comunicação entre o dentista e o doente, uma vez que o doente pode visualizar as alterações propostas antes de ser qualquer tratamento. Este facto aumenta a satisfação e a confiança do paciente no plano de tratamento [30]. Além disso, o fluxo de trabalho digital assegura um nível mais elevado de precisão e previsibilidade, reduzindo a probabilidade de erros e a necessidade de ajustes durante processo de tratamento [31].

A estética desempenha um papel central na conceção digital do sorriso, com a , a macroestética e a microestética a contribuírem para o sucesso global do tratamento. A utilização de proporções matemáticas, como a Proporção Áurea, a proporção RED e a proporção M, melhora ainda mais a harmonia e o equilíbrio do sorriso. As ferramentas digitais permitem uma análise e personalização precisas, assegurando que o resultado final cumpre os mais elevados padrões estéticos. Ao integrar estes princípios no processo DSD, os profissionais de medicina dentária podem criar sorrisos bonitos e de aspeto natural que melhoram o aspeto facial geral e a confiança do paciente.

Software de desenho digital de sorrisos

O Digital Smile Design (DSD) avançou significativamente com o desenvolvimento de software especializado, transformando a forma como os profissionais de medicina dentária abordam a estética do sorriso. Estas soluções de software oferecem precisão, personalização e previsibilidade no planeamento e execução de tratamentos dentários, melhorando as capacidades dos médicos e as experiências dos pacientes. Os principais softwares utilizados no DSD incluem o DSDApp, o Smile Designer Pro, o Planmeca Romexis Smile Design e o 3Shape Dental System, cada um oferecendo caraterísticas e benefícios únicos.

1. Photoshop CS6 (Adobe Systems Incorporated)

O Photoshop CS6, desenvolvido pela Adobe Systems Incorporated, é um software de edição de imagem robusto, amplamente reconhecido pelas suas extensas capacidades e ferramentas de precisão. No domínio do desenho digital de sorriso (DSD), o Photoshop CS6 é utilizado para melhorar e manipular imagens de pacientes, de modo a criar simulações realistas de potenciais resultados de tratamento. As suas funcionalidades, como a manipulação de camadas, ferramentas de seleção avançadas e correção precisa de cores, permitem aos profissionais de medicina dentária alterar meticulosamente o aspeto dos dentes e das gengivas. Isto inclui ajustes no tamanho, forma, alinhamento e cor dos dentes para corresponder aos planos de tratamento propostos. A capacidade de trabalhar com imagens de alta resolução e aplicar edições detalhadas garante que as visualizações são exactas e convincentes. O Photoshop CS6 também suporta vários formatos de ficheiro, tornando-o compatível com outras ferramentas digitais e software utilizados em medicina dentária. O seu conjunto abrangente de ferramentas proporciona a flexibilidade e o controlo necessários para criar designs de sorriso detalhados e personalizados, facilitando uma melhor compreensão e aceitação dos tratamentos propostos por parte dos pacientes.[32]

2. Microsoft PowerPoint (Microsoft Office, Microsoft, Redmond, Washington, EUA) O Microsoft PowerPoint, um componente do pacote Microsoft Office, é um poderoso software de apresentação desenvolvido pela Microsoft Corporation. No design digital de sorrisos, o PowerPoint é amplamente utilizado para criar apresentações detalhadas e visualmente atraentes que descrevem os planos de tratamento para os pacientes. Os profissionais de medicina dentária tiram partido das suas capacidades para integrar imagens, vídeos e elementos gráficos para explicar as várias fases e resultados dos tratamentos dentários propostos. A utilização do PowerPoint permite a criação de apresentações estruturadas que podem incluir imagens de antes e depois, vídeos de procedimentos e diagramas, que ajudam a tornar os procedimentos dentários complexos compreensíveis para os pacientes. A interface de fácil utilização do software e a vasta gama de modelos personalizáveis e ferramentas de design permitem que os médicos adaptem as suas apresentações às necessidades de cada paciente, melhorando a comunicação e promovendo uma melhor compreensão do plano de tratamento. Além disso, as apresentações em PowerPoint podem ser facilmente partilhadas e visualizadas em vários dispositivos, facilitando a comunicação entre a equipa dentária e os pacientes.[33]

3. *Smile Designer Pro (SDP) (Tasty Tech Ltd)*

O Smile Designer Pro (SDP), desenvolvido pela Tasty Tech Ltd, é um software especializado concebido especificamente para o desenho digital de sorrisos. O SDP fornece aos profissionais de medicina dentária ferramentas poderosas para criar simulações detalhadas de sorrisos 2D diretamente nas fotografias dos pacientes. O software permite o ajuste das formas, tamanhos e posições dos dentes, proporcionando uma pré-visualização realista dos melhoramentos dentários propostos. A interface de fácil utilização do Smile Designer Pro permite que os clínicos personalizem rápida e eficazmente os desenhos dos sorrisos, tornando-o uma ferramenta essencial para consultas de pacientes e planeamento de tratamentos. O software inclui caraterísticas como o alinhamento automático dos modelos dentários com as fotografias dos pacientes, ferramentas de medição precisas e a capacidade de ajustar os contornos gengivais. Estas capacidades asseguram que os sorrisos projectados são esteticamente agradáveis e funcionalmente adequados. Ao oferecer uma representação visual do resultado final, o SDP ajuda a melhorar a comunicação e o envolvimento do paciente, conduzindo, em última análise, a taxas de satisfação mais elevadas. A capacidade de guardar e partilhar desenhos digitalmente também facilita a colaboração perfeita entre a equipa dentária.[34]

4. *Desenho Estético Digital do Sorriso (ADSD - Dr. Valerio Bini)*

O Aesthetic Digital Smile Design (ADSD) do Dr. Valerio Bini é uma metodologia avançada e um software adaptado ao design digital do sorriso que integra princípios estéticos e tecnologia digital. O ADSD permite aos profissionais de medicina dentária planear e visualizar transformações do sorriso com um elevado grau de precisão, assegurando que os tratamentos propostos estão em harmonia com as caraterísticas faciais únicas do paciente. O software utiliza uma análise facial e dentária detalhada para criar um design de sorriso personalizado que melhora a estética facial geral. Ao considerar factores como a proporção dos dentes, o alinhamento e o contorno gengival, o ADSD assegura que o sorriso não só tem um aspeto natural, como também complementa a simetria e as expressões faciais do paciente. Esta abordagem aumenta a satisfação do paciente ao fornecer uma representação visual clara dos resultados esperados, facilitando assim a tomada de decisões informadas e uma melhor comunicação entre o dentista e o paciente.[35]

5. *Planmeca Romexis Smile Design (PRSD) (Planmeca Romexis®)*

O Planmeca Romexis Smile Design (PRSD) da Planmeca Romexis® é uma solução de software abrangente que facilita o planeamento digital e a visualização de tratamentos dentários. O PRSD integra vários tipos de dados digitais, incluindo fotografias 2D, digitalizações faciais 3D, imagens CBCT (tomografia computorizada de feixe cónico) e digitalizações intra-orais, para fornecer uma visão holística das estruturas dentárias e faciais do paciente. Esta integração permite um alinhamento preciso e a simulação de tratamentos dentários, garantindo que o sorriso projetado é esteticamente agradável e funcionalmente adequado. As caraterísticas avançadas do software permitem uma análise e um planeamento detalhados, incluindo a avaliação das proporções dos dentes, dos contornos gengivais e do arco geral do sorriso. O Planmeca Romexis Smile Design melhora a comunicação com o paciente, fornecendo visualizações claras do plano de tratamento, o que ajuda a estabelecer expectativas realistas e a alcançar uma maior satisfação do paciente. A sua interface de fácil utilização e as suas robustas capacidades de desenho fazem dele uma ferramenta valiosa para os profissionais de medicina dentária que prestar cuidados personalizados e de alta qualidade.[36]

6. *VisagiSMile (Web Motion LTD)*

O VisagiSMile da Web Motion LTD é um software inovador concebido para criar desenhos de sorrisos personalizados, analisando as caraterísticas faciais e os traços de personalidade do paciente. O software utiliza uma abordagem única que vai além dos parâmetros estéticos tradicionais, incorporando aspectos psicológicos e emocionais no processo de desenho do sorriso. O VisagiSMile avalia várias caraterísticas faciais, como a forma do rosto, o tom de pele e o contorno dos lábios, para determinar o sorriso mais harmonioso para o indivíduo. Além disso, tem em conta a personalidade e as preferências do paciente para adaptar o desenho do sorriso em conformidade. Esta abordagem holística assegura que o sorriso final não só melhora a aparência do paciente, como também reflecte a sua identidade e confiança. O VisagiSMile fornece uma representação visual detalhada do sorriso proposto, o que ajuda a melhorar a comunicação e a satisfação do paciente, permitindo-lhe visualizar os potenciais resultados antes de prosseguir com o tratamento.[37]

7. *DSD App by Coachman (DSDApp LLC)*

A DSD App by Coachman, desenvolvida pela DSDApp LLC, é uma ferramenta pioneira no domínio do desenho digital do sorriso, criada pelo Dr. Christian Coachman. Este software integra a análise facial e dentária para conceber sorrisos esteticamente agradáveis e funcionalmente adequados.

A aplicação DSD permite a incorporação de fotografias clínicas, vídeos e impressões digitais para criar um plano de tratamento visual abrangente. Utiliza algoritmos avançados para avaliar as proporções faciais e dentárias, assegurando que o sorriso proposto se alinha perfeitamente com as caraterísticas faciais do paciente. A interface intuitiva da aplicação e as poderosas ferramentas de desenho permitem aos profissionais de medicina dentária criar simulações de sorriso detalhadas e precisas, que podem ser facilmente partilhadas com os pacientes para uma melhor compreensão e envolvimento. Ao proporcionar uma visualização clara e realista do resultado final, a aplicação DSD melhora a comunicação com o paciente, melhora a aceitação do tratamento e assegura elevadas taxas de satisfação.[38]

8. *Keynote (iWork, Apple, Cupertino, Califórnia, EUA)*

O Keynote é um software de apresentação desenvolvido pela Apple como parte do pacote iWork. É amplamente utilizado em várias áreas profissionais, incluindo a medicina dentária, para criar apresentações visualmente atractivas e informativas. No contexto do design digital de sorrisos, o Keynote permite aos profissionais de medicina dentária compilar e apresentar planos de tratamento detalhados aos pacientes. O software suporta uma variedade de tipos de multimédia, incluindo imagens, vídeos e animações, que podem ser utilizados para ilustrar os passos e os resultados esperados dos tratamentos propostos. As funcionalidades de design do Keynote incluem modelos personalizáveis, transições e efeitos, que ajudam a criar apresentações profissionais e polidas. A sua integração perfeita com outros produtos Apple garante um fluxo de trabalho suave e uma partilha fácil entre dispositivos. Ao utilizar o Keynote, os profissionais de medicina dentária podem melhorar a comunicação com os pacientes, tornando os planos de tratamento complexos mais compreensíveis e visualmente apelativos, o que, por sua vez, pode aumentar a confiança e a aceitação dos pacientes relativamente aos procedimentos dentários propostos.[39]

9. *Sistema de posicionamento guiado (GPS)*

O Sistema de Posicionamento Guiado (GPS) é uma tecnologia sofisticada utilizada no design digital de sorrisos e na implantologia dentária para garantir a colocação precisa de implantes dentários e alinhamentos. O GPS utiliza imagens digitais avançadas e software de planeamento para criar guias cirúrgicos detalhados com base nos dados anatómicos do paciente. Este sistema aumenta a precisão da colocação de implantes, fornecendo orientação em tempo real durante o procedimento cirúrgico, reduzindo o risco de erros e melhorando a taxa de sucesso global dos implantes dentários. A tecnologia GPS integra dados de imagiologia 3D de exames CBCT e scanners intra-orais para criar uma visão abrangente das estruturas dentárias e faciais do paciente. Isto permite um planeamento meticuloso da posição, angulação e profundidade do implante, assegurando resultados funcionais e estéticos óptimos. A precisão oferecida pela tecnologia GPS aumenta significativamente a segurança e a satisfação do paciente, uma vez que minimiza a invasividade do procedimento e acelera os tempos de recuperação .[40]

10. *DSS (EGSolution)*

O DSS da EGSolution é um software de design de sorriso digital de vanguarda que fornece aos profissionais de medicina dentária um conjunto de ferramentas abrangente para a criação e visualização de simulações detalhadas de sorrisos. Este software tira partido das capacidades avançadas de imagiologia e design para facilitar o planeamento preciso do tratamento. O DSS integra impressões digitais, digitalizações faciais e dados fotográficos para desenvolver desenhos de sorriso altamente precisos e personalizados. Uma das suas caraterísticas de destaque é a capacidade de ajustar as formas, tamanhos e posições dos dentes de forma interactiva, permitindo uma abordagem personalizada que satisfaz as necessidades únicas de cada paciente. A interface de fácil utilização e as opções de design robustas fazem do DSS uma ferramenta valiosa para melhorar a comunicação e o envolvimento do paciente. Ao fornecer uma pré-visualização realista dos potenciais resultados do tratamento, o DSS ajuda a definir expectativas claras e a melhorar a experiência geral do paciente.[41]

11. NemoDSD (3D)

O NemoDSD by 3D é um software de desenho de sorriso digital abrangente que integra a análise facial e dentária em 3D para criar desenhos de sorriso personalizados e altamente precisos. O NemoDSD utiliza dados de digitalizações faciais em 3D, imagens CBCT e impressões digitais para construir uma visão detalhada e holística das estruturas dentárias e faciais do paciente. Isto permite um planeamento e simulação precisos dos tratamentos dentários, assegurando que o desenho do sorriso proposto é esteticamente agradável e funcionalmente sólido. As capacidades 3D avançadas do software permitem aos profissionais de medicina dentária avaliar vários cenários de tratamento e tomar decisões informadas sobre a melhor abordagem para cada paciente. O NemoDSD também melhora a comunicação com o paciente, fornecendo visualizações claras e detalhadas dos resultados esperados, aumentando assim a confiança e a satisfação do paciente com o plano de tratamento.[42]

12. Exocad DentalCAD 2.3

O Exocad DentalCAD 2.3 é um software CAD (Computer-Aided Design) versátil e poderoso, amplamente utilizado no campo da medicina dentária para desenhar restaurações dentárias. Desenvolvido pela Exocad GmbH, este software oferece um conjunto abrangente de ferramentas para criar próteses dentárias precisas e personalizadas, incluindo coroas, pontes, facetas, inlays, onlays e dentaduras. As suas funcionalidades avançadas e a sua interface intuitiva fazem dele uma escolha popular entre os profissionais de medicina dentária, tanto para procedimentos dentários de restauração como de estética.

Um dos principais pontos fortes do Exocad DentalCAD 2.3 é a sua robusta capacidade de integração. O software integra-se perfeitamente com uma variedade de sistemas de moldagem digital e scanners 3D, permitindo a importação de modelos digitais altamente precisos da dentição de um paciente. Esta integração garante que os desenhos se baseiam em dados anatómicos precisos, o que é crucial para obter uma adaptação e função óptimas das restaurações dentárias.

O Exocad DentalCAD 2.3 oferece uma gama de módulos de design que atendem a diferentes aspectos da restauração dentária. Estes incluem o módulo de coroas e pontes de contorno completo, o módulo de criação de modelos para criar modelos físicos, o módulo de implantes para desenhar restaurações suportadas por implantes e o módulo de próteses para próteses completas e parciais. Cada módulo fornece ferramentas e funcionalidades especializadas que melhoram o processo de desenho, tornando-o mais eficiente e preciso.

O software também inclui funcionalidades avançadas para o desenho dentário estético. Permite a personalização detalhada das formas, tamanhos e posições dos dentes, assegurando que as restaurações não só se ajustam bem, como também têm um aspeto natural e harmonioso com a dentição existente do paciente. O Exocad DentalCAD 2.3 suporta a utilização de bibliotecas digitais de formas e tonalidades de dentes, permitindo que os profissionais de medicina dentária combinem a estética das restaurações com os dentes naturais do paciente.

Uma das caraterísticas notáveis do Exocad DentalCAD 2.3 é a sua interface de fácil utilização, concebida para simplificar o fluxo de trabalho dos técnicos e clínicos dentários. O software oferece orientação passo a passo ao longo do processo de desenho, tornando-o acessível mesmo para utilizadores com pouca experiência em CAD. Além disso, fornece feedback em tempo real e ferramentas de visualização que permitem aos utilizadores ver imediatamente o impacto das suas escolhas de design, facilitando a tomada de decisões mais informadas.

O Exocad DentalCAD 2.3 também apoia a colaboração e a comunicação no seio da equipa dentária. Os desenhos podem ser facilmente partilhados e revistos, permitindo uma colaboração perfeita entre técnicos dentários, clínicos e outras partes interessadas. Esta abordagem colaborativa ajuda a garantir que as restaurações finais satisfazem os requisitos funcionais e estéticos do paciente.

Em conclusão, o Exocad DentalCAD 2.3 é um software CAD abrangente e altamente avançado que melhora a precisão e a eficiência do design de restaurações dentárias. As suas capacidades de integração robustas, os módulos de desenho especializados e a interface de fácil utilização fazem dele uma ferramenta inestimável para os profissionais de medicina dentária que pretendem prestar cuidados dentários personalizados e de alta qualidade. Ao tirar partido das capacidades do Exocad DentalCAD 2.3, os consultórios dentários podem alcançar resultados superiores na dentisteria de restauração e estética, melhorando, em última análise, a satisfação dos pacientes e o sucesso dos tratamentos.[43]

13. Cerec SW 4.2 (Sirona Dental Systems Inc.)

O Cerec SW 4.2 da Sirona Dental Systems Inc. é um software CAD/CAM de ponta, amplamente utilizado na medicina dentária de restauração. Este software integra-se com

scanners intra-orais para captar impressões digitais precisas dos dentes de um paciente, que são depois utilizadas para conceber e fabricar restaurações dentárias, tais como coroas, facetas, inlays e onlays. Cerec SW
4.2 simplifica o fluxo de trabalho ao permitir restaurações no mesmo dia, reduzindo a necessidade de várias visitas ao dentista. As ferramentas de desenho avançadas do software permitem a criação de restaurações altamente precisas e personalizadas que se adaptam perfeitamente e combinam com a dentição natural. Além disso, o Cerec SW 4.2 suporta uma variedade de materiais, oferecendo flexibilidade na escolha da restauração mais adequada com base nos requisitos clínicos e nas preferências do paciente. As suas capacidades de integração com outras ferramentas digitais asseguram um fluxo de trabalho contínuo, melhorando tanto a eficiência como a qualidade dos cuidados prestados aos pacientes.[44]

14. ***MetiSmile em Desenho de Sorrisos***

O desenho do sorriso é um aspeto integral da medicina dentária moderna, em que a estética e a função são harmonizadas para satisfazer as expectativas do paciente. O MetiSmile, uma ferramenta digital de última geração, revolucionou o desenho do sorriso ao incorporar tecnologia avançada e precisão na prática dentária. Este sistema fornece aos dentistas uma plataforma abrangente para planear, simular e executar desenhos de sorrisos que são adaptados às necessidades individuais dos pacientes.

O MetiSmile é uma plataforma de software digital que integra imagens 3D, inteligência artificial (IA) e dados específicos do paciente para criar desenhos de sorriso altamente precisos e personalizados. A plataforma permite a visualização em tempo real e a modificação dos planos de tratamento, permitindo que os dentistas apresentem aos pacientes uma imagem clara dos seus potenciais resultados antes de serem efectuados quaisquer procedimentos. Isto não só aumenta a confiança do paciente, como também melhora a comunicação entre o dentista e o paciente, levando a uma maior satisfação geral com os resultados finais[45].

Uma das principais caraterísticas do MetiSmile é a sua capacidade de utilizar algoritmos de IA para analisar as caraterísticas faciais, a anatomia dentária e as preferências estéticas. O software pode gerar automaticamente várias opções de design de sorriso que estão em harmonia com a estrutura facial do paciente e as preferências pessoais. Este nível de personalização é um avanço significativo em relação aos métodos tradicionais, em que o desenho do sorriso dependia frequentemente de medições manuais e avaliações subjectivas do dentista[46]. Ao tirar partido da IA, o MetiSmile reduz o erro humano e assegura que o desenho final é esteticamente agradável e funcionalmente correto.

A utilização de imagens 3D no MetiSmile melhora ainda mais as suas capacidades. As digitalizações 3D de alta resolução dos dentes e da estrutura facial do paciente permitem uma análise pormenorizada da anatomia dentária e esquelética. Estas digitalizações são depois integradas na plataforma MetiSmile, onde podem ser manipuladas para simular diferentes cenários de tratamento. Isto permite um planeamento preciso de procedimentos como facetas, coroas ou tratamentos ortodônticos, assegurando que o resultado final está de acordo com os desejos do paciente[47]. Além disso, a capacidade de simular o resultado final antes de iniciar o tratamento ajuda a estabelecer expectativas realistas e a reduzir qualquer potencial insatisfação com o resultado.

O MetiSmile também desempenha um papel importante nos cuidados dentários interdisciplinares. Para casos complexos que requerem a colaboração entre diferentes especialidades dentárias, como , a periodontia e a prótese dentária, o MetiSmile fornece uma plataforma unificada onde todos os especialistas podem contribuir para o plano de tratamento. Esta abordagem colaborativa garante que todos os aspectos da saúde dentária do paciente são tidos em conta, resultando num plano de tratamento holístico que responde às necessidades estéticas e funcionais[48].

Além disso, a arquitetura baseada na nuvem do MetiSmile permite uma partilha de dados sem descontinuidades entre os médicos dentistas e os laboratórios. Isto garante que todos os intervenientes no processo de tratamento têm acesso às informações mais actualizadas, reduzindo a probabilidade erros e aumentando a eficiência do processo de tratamento[49]. A natureza baseada na nuvem do MetiSmile também permite consultas remotas e segundas opiniões, facilitando o acesso dos pacientes a aconselhamento especializado sem a necessidade de várias visitas presenciais.

Em termos de experiência do paciente, o MetiSmile melhora significativamente o percurso geral do desenho do sorriso. A interface de fácil utilização do sistema e as visualizações realistas permitem que os pacientes estejam mais envolvidos no processo de tomada de decisão. Podem participar ativamente na escolha do desenho que melhor se adapta às suas preferências e estilo de vida, conduzindo a um resultado mais personalizado e satisfatório[50]. Este nível de envolvimento não só aumenta a satisfação do paciente como também reduz a ansiedade e a incerteza, que são preocupações comuns nos tratamentos dentários.

Além disso, a integração do MetiSmile com outras tecnologias dentárias, como os sistemas CAD/CAM e as impressoras 3D, agiliza a produção de restaurações dentárias. Uma vez o desenho do sorriso, este pode ser transferido diretamente para os sistemas CAD/CAM para o fabrico de coroas, facetas ou outras restaurações. Isto reduz o tempo necessário para o tratamento e aumenta a precisão do produto final[51]. A capacidade de produzir restaurações de alta qualidade num período de tempo mais curto é uma vantagem significativa tanto para os dentistas como para os pacientes, pois minimiza o incómodo associado a múltiplas visitas ao dentista.

O impacto do MetiSmile nos resultados clínicos tem sido notável. Estudos demonstraram que a utilização de ferramentas digitais de desenho do sorriso, como o MetiSmile, conduz a melhores resultados estéticos e a uma maior satisfação dos pacientes, em comparação com os métodos tradicionais[52]. A precisão oferecida pelas ferramentas digitais reduz a necessidade de ajustes e revisões, levando a resultados mais previsíveis e bem-sucedidos. Além disso, a capacidade de visualizar o resultado final antes do início do tratamento permite um melhor planeamento e execução do tratamento, o que é particularmente benéfico em casos complexos. No entanto, a adoção do MetiSmile e de outras ferramentas de desenho digital de sorrisos apresenta desafios. O custo inicial de aquisição e implementação destas tecnologias pode ser um obstáculo para alguns consultórios dentários[53]. Além disso, existe uma curva de aprendizagem associada à utilização do software, e os dentistas podem ter de investir tempo em formação para utilizar plenamente as suas capacidades. Apesar destes desafios, os benefícios do MetiSmile em termos de melhores resultados para os pacientes e eficiência da prática tornam-no uma adição valiosa à prática dentária moderna.

Em conclusão, o MetiSmile representa um avanço significativo no campo do design de sorrisos. Ao integrar a IA, as imagens 3D e a colaboração baseada na nuvem, fornece uma plataforma abrangente e precisa para a criação de designs de sorriso personalizados. A capacidade de simular e modificar planos de tratamento em tempo real aumenta a satisfação do paciente e melhora os resultados clínicos. À medida que as tecnologias digitais continuam a , é provável que ferramentas como o MetiSmile se tornem uma parte essencial da prática dentária, oferecendo aos dentistas e aos pacientes uma experiência de tratamento mais eficiente e agradável.

Vantagens do DSD

1. Análise estética

O desenho digital do sorriso permite uma análise estética cuidadosa das caraterísticas faciais e dentárias do paciente e uma descoberta gradual de muitos factores críticos que poderiam ter sido ignorados durante a avaliação clínica, fotográfica ou do modelo de estudo. A visão de diagnóstico é melhorada desenhando as linhas e formas de referência sobre uma fotografia digital extra ou intra-oral tirada num software de apresentação como o Apple I WorkKeynote ou o Microsoft PowerPointMicrosoft Office, seguindo um padrão pré-determinado. Também contribui com informações vitais para o processo de planeamento do tratamento, ajudando a equipa a avaliar e a compreender as limitações e os factores de risco, incluindo assimetrias, desarmonias e violações dos princípios estéticos. A seleção do método correto torna-se mais simples depois de o problema ter sido localizado e a resolução ser claramente visível.

2. Aumento da comunicação entre a equipa interdisciplinar

O principal objetivo do protocolo de conceção do sorriso digital é simplificar a comunicação, transferindo informações essenciais do rosto do paciente para o molde de trabalho e para a restauração final. O protocolo de desenho digital do sorriso proporciona uma comunicação eficaz entre os membros da equipa interdisciplinar, incluindo o técnico de prótese dentária. O clínico pode identificar e realçar discrepâncias na morfologia dos tecidos moles ou duros, discutindo sobre imagens de alta qualidade no ecrã do computador as melhores soluções possíveis para o caso. Cada membro da equipa pode adicionar informações diretamente nos diapositivos, por escrito ou por voz-off, simplificando ainda mais o processo. Todos os membros da equipa podem aceder a esta informação sempre que necessário - "nuvem" - alterando ou acrescentando novos elementos durante as fases de diagnóstico e tratamento. Tradicionalmente, o técnico de prótese dentária implementa o desenho do sorriso com o enceramento de restauração. Ele ou ela cria formas e arranjos de acordo com informações restritas, seguindo instruções e diretrizes fornecidas pelo dentista por escrito ou por telefone. Em muitos casos, o técnico não recebe informações suficientes para utilizar as suas capacidades no seu potencial máximo e a oportunidade de produzir uma restauração que satisfaça verdadeiramente o paciente.

Quando o coordenador do tratamento ou outro membro da equipa de restauração que tenha desenvolvido uma relação pessoal com o paciente assume a responsabilidade pelo desenho do sorriso, é provável que os resultados sejam superiores. Este indivíduo tem a capacidade de comunicar as preferências pessoais do paciente e/ou as caraterísticas morfológicas ao técnico de laboratório, fornecendo informações que podem elevar a qualidade da restauração de uma que é adequada para uma que é vista pelo paciente como excecional. Com esta informação valiosa em mãos e a partir do desenho bidimensional do sorriso, o técnico de prótese dentária será capaz de desenvolver um enceramento 3D de forma mais eficiente, concentrando-se no desenvolvimento de caraterísticas anatómicas dentro dos parâmetros fornecidos, tais como planos de referência, linhas médias faciais e dentárias, posição recomendada do bordo incisal, dinâmica labial, disposição básica dos dentes e plano incisal. A transferência destas informações do wax-up para a fase de "test-drive" é através de um mock-up ou de uma restauração provisória. O desenho das restaurações estéticas definitivas deve ser desenvolvido e testado o mais cedo possível, orientando a sequência de tratamento para um resultado estético pré-determinado. Um planeamento de tratamento eficiente faz com que toda a equipa de tratamento consiga identificar melhor os desafios que irá enfrentar e ajuda a acelerar o tempo para iniciar e, por fim, concluir o tratamento.

3. *Feedback em cada fase do tratamento*

O desenho digital do sorriso permite uma reavaliação precisa dos resultados obtidos em cada fase do tratamento. A sequência do tratamento é organizada nos slides com fotos, vídeos, relatórios, gráficos e desenhos, tornando essa análise simples e eficaz. A qualquer momento qualquer membro da equipa pode aceder à apresentação de slides e verificar o que foi feito até àquele momento. Com a Régua Digital, com a qual são criados desenhos e linhas de referência, é possível fazer comparações simples entre as imagens de antes e depois, determinando se estão a seguir o planeamento original, ou se são necessários outros procedimentos adjuvantes para melhorar o resultado. O técnico de prótese dentária também obtém feedback relacionado com a forma, disposição e cor dos dentes, para que possam ser efectuados aperfeiçoamentos finais. Esta constante dupla verificação da informação assegura que será entregue um produto de maior qualidade a partir do laboratório e também proporciona uma grande ferramenta de aprendizagem para toda a equipa interdisciplinar. Esta abordagem também se transforma num procedimento de tratamento muito útil com inúmeras aplicações. É uma ferramenta de aprendizagem útil para voltar a casos "antigos" e ver como foram tratados visualmente.

4. Compreensão dos doentes e ferramenta de marketing

O desenho digital do sorriso é uma importante ferramenta de marketing para motivar o paciente, compreender os problemas e as opções de tratamento, comparar fotografias antes e depois e valorizar todo o trabalho efectuado.

5. Apresentação dinâmica e eficaz do planeamento do tratamento

O desenho digital do sorriso torna a apresentação do planeamento do tratamento mais eficaz e mais clara, porque permite aos pacientes ver e compreender melhor os múltiplos factores combinados que são responsáveis pelos seus problemas orais e faciais. A apresentação do caso será mais eficaz e dinâmica para estes pacientes, uma vez que a lista de problemas será sobreposta às suas próprias fotografias, aumentando a compreensão, a confiança e a aceitação do plano proposto. O clínico pode expressar a gravidade do caso, introduzir estratégias de tratamento, discutir o prognóstico e fazer recomendações de gestão do caso. Pode ser utilizado para fins médico-legais, registando as melhorias alcançadas e as razões para cada uma das decisões tomadas durante tratamento.

6. Ferramenta educativa

A conceção de sorrisos digitais pode aumentar o impacto das apresentações porque acrescenta elementos visuais aos diapositivos que melhoram os aspectos educativos da palestra. O público pode compreender melhor as questões que foram previamente destacadas e o apresentador pode minimizar a utilização do ponteiro laser.[54]

Desvantagens do desenho digital do sorriso

Abaixo estão listadas as desvantagens do Design Digital do Sorriso.

1. **Equipamento, software e formação dispendiosos**: O investimento em equipamento digital, software e formação para implementar a conceção digital do sorriso aumenta o custo dos consultórios dentários. Resulta em despesas mais elevadas para os pacientes que procuram operações DSD quando comparadas com as opções de tratamento típicas.

2. **Formação adicional**: Os dentistas e os trabalhadores do sector necessitam de formação adicional e de tempo para se tornarem competentes na utilização de ferramentas e software digitais relacionados com o desenho de sorrisos digitais. A curva de aprendizagem dificulta inicialmente a integração da conceção digital do sorriso na prática e exige uma formação contínua para se manter a par das melhorias mais recentes.

3. **Dependência da tecnologia**: Corra o risco de falhas técnicas, problemas de compatibilidade de software ou falhas de equipamento ao depender da tecnologia digital. Quaisquer interrupções no fluxo de trabalho digital prejudicam temporariamente o planeamento do tratamento ou causam atrasos na obtenção resultados pretendidos.

4. **Ausência de feedback tátil**: O feedback tátil é utilizado pelos dentistas nos procedimentos tradicionais de desenho do sorriso para analisar a textura, o ajuste e a oclusão das restaurações. A utilização de imagens digitais e simulações virtuais com o desenho digital do sorriso limita a capacidade de avaliar fisicamente determinados elementos. Requer ajustes adicionais ou afinações durante a fase de implementação.

5. **Limitado em algumas áreas**: A conceção digital do sorriso não está geralmente disponível em todos os consultórios dentários, em especial em locais isolados ou regiões com acesso limitado a tecnologias digitais avançadas. Este facto limita o acesso dos pacientes a operações de conceção digital de sorrisos, obrigando-os a viajar ou a procurar médicos especializados[55].

Limitações do desenho digital do sorriso

O Digital Smile Designing revolucionou a medicina dentária estética, fornecendo aos clínicos ferramentas avançadas para criar planos de tratamento precisos e personalizados que aumentam a satisfação dos pacientes. No entanto, como qualquer avanço tecnológico, o DSD tem as suas limitações. Estas limitações podem surgir das complexidades inerentes à própria tecnologia, da curva de aprendizagem associada à sua adoção, das implicações financeiras e dos factores humanos envolvidos na sua aplicação.

1. Limitações técnicas e de software

Uma das principais limitações da DSD é a sua dependência de sistemas sofisticados de software e hardware. Embora o software DSD tenha sido concebido para ser de fácil utilização, requer frequentemente um nível significativo de conhecimentos técnicos para utilizar plenamente as suas capacidades. O software é altamente dependente da introdução de dados exactos, tais como fotografias de alta qualidade e impressões digitais precisas. Quaisquer erros na aquisição de dados podem levar a desenhos de sorriso imprecisos, que podem não refletir os resultados realistas que podem ser alcançados clinicamente[56].

Para além disso, nem todos os sistemas de software DSD são compatíveis com todas as ferramentas ou plataformas digitais, o que leva a problemas de integração. Por exemplo, alguns sistemas podem não se integrar perfeitamente com outras tecnologias dentárias, como os sistemas de desenho assistido por computador/fabricação assistida por computador (CAD/CAM), impressoras 3D ou scanners de tomografia computorizada de feixe cónico (CBCT)[57]. Esta falta de compatibilidade pode resultar em ineficiências no fluxo de trabalho, exigindo a utilização de várias plataformas de software, o que complica o processo de planeamento do tratamento e aumenta a probabilidade de erros.

2. Curva de aprendizagem e requisitos de formação

Embora o DSD ofereça uma multiplicidade de benefícios, também apresenta uma curva de aprendizagem acentuada para os profissionais. Os dentistas que não estão bem familiarizados com as tecnologias digitais podem considerar difícil a transição dos métodos tradicionais para as plataformas digitais. A necessidade de formação contínua para se manterem actualizados com as últimas actualizações e funcionalidades do software aumenta a carga sobre o clínico. Este requisito de formação contínua pode ser particularmente assustador para os médicos mais velhos que estão menos familiarizados com as ferramentas digitais.

Além disso, o processo de domínio do DSD envolve não só a aprendizagem da utilização do software, mas também a compreensão da forma de interpretar e aplicar os dados digitais com exatidão. A má interpretação das simulações digitais pode levar a decisões de tratamento inadequadas, comprometendo, em última análise, os resultados finais. Como tal, a eficácia do DSD depende em grande medida da proficiência do operador, que pode variar muito entre profissionais[58].

3. *Implicações em termos de custos*

O aspeto financeiro é outra limitação significativa da DSD. O investimento inicial em software de DSD, câmaras de alta resolução, scanners digitais e outro equipamento necessário pode ser substancial. Além disso, os custos contínuos associados ao licenciamento, às actualizações e à manutenção do software aumentam ainda mais os encargos financeiros dos consultórios dentários[59]. Para os consultórios mais pequenos, especialmente os das regiões em desenvolvimento, estes custos podem ser proibitivos, limitando a adoção generalizada da tecnologia DSD.

Para além dos custos diretos, há também implicações financeiras indirectas. O tempo necessário para aprender e implementar o DSD pode resultar numa redução da produtividade clínica, pelo menos durante as fases iniciais da adoção[60]. Além disso, uma vez que o DSD envolve frequentemente um planeamento pré-tratamento e consultas mais extensas com os doentes, pode levar a tempos de consulta mais longos, o que pode ter impacto na eficiência global da clínica.

4. *Comunicação com os doentes e gestão das expectativas*

Embora o DSD seja elogiado por melhorar a comunicação com os pacientes, permitindo-lhes visualizar potenciais resultados antes do tratamento, também pode criar expectativas irrealistas. As simulações digitais apresentam frequentemente uma versão idealizada do resultado do tratamento, que pode não ser totalmente exequível devido a limitações biológicas, anatómicas ou materiais. Esta discrepância entre a pré-visualização digital e os resultados clínicos reais pode levar à insatisfação do paciente, mesmo que o tratamento seja tecnicamente bem sucedido.

Além disso, a dependência de imagens e simulações digitais pode, por vezes, diminuir o elemento humano da comunicação com o doente. Os dentistas podem dar por si a concentrarem-se mais na tecnologia do que na compreensão dos desejos e preocupações pessoais do doente[61]. Esta mudança de foco pode enfraquecer a relação médico-paciente, que é crucial para o sucesso dos resultados do tratamento.

5. *Restrições biológicas e materiais*

Apesar da precisão oferecida pelo DSD, este não consegue ter em conta as variações biológicas e as limitações do material . Por exemplo, o software pode simular a colocação de restaurações, mas não pode prever como os tecidos circundantes irão responder ao tratamento. Factores como a recessão gengival, alterações na densidade óssea e a resposta de cicatrização do paciente são difíceis de modelar com precisão num ambiente digital[62]. Como resultado, o resultado final pode diferir do plano digital.

Além disso, os materiais utilizados nas restaurações, como a cerâmica ou os compósitos, têm propriedades específicas que podem não ser totalmente reproduzidas na simulação digital. Questões como a correspondência de cores, translucidez e durabilidade do material são frequentemente simplificadas nos modelos digitais, o que pode levar a discrepâncias entre as restaurações planeadas e as reais[63].

6. *Considerações éticas e jurídicas*

A integração das tecnologias digitais na medicina dentária também suscita preocupações éticas e legais. A exatidão do DSD depende em grande medida da qualidade dos dados introduzidos e da competência do operador. Nos casos em que são utilizados dados imprecisos ou incompletos, o plano de tratamento resultante pode ser incorreto, conduzindo potencialmente a resultados inferiores aos ideais. Isto levanta questões sobre a responsabilidade e o padrão de cuidados, particularmente nos casos em que as expectativas do doente, baseadas em simulações digitais, são cumpridas.

Além disso, a utilização de dados dos pacientes em plataformas digitais introduz preocupações em termos de privacidade. O desenho digital do sorriso requer a recolha e o armazenamento de informações sensíveis do doente, incluindo registos fotográficos e impressões digitais. Garantir a segurança destes dados é fundamental, e quaisquer violações podem ter implicações legais graves[61].

O desenho digital do sorriso representa um avanço significativo na medicina dentária estética, oferecendo inúmeros benefícios em termos de precisão, comunicação com o paciente e planeamento do tratamento. No entanto, estas vantagens são atenuadas por várias limitações, incluindo desafios técnicos e de software, uma curva de aprendizagem acentuada, custos financeiros significativos e a possibilidade de criar expectativas irrealistas nos pacientes. Além disso, a incapacidade da tecnologia para ter em conta as restrições biológicas e materiais, juntamente com considerações éticas e legais, sublinha a necessidade de uma implementação e gestão cuidadosas. Para maximizar os benefícios do DSD e minimizar os seus inconvenientes, é crucial que os profissionais recebam formação completa, mantenham uma comunicação realista com os doentes e se mantenham informados sobre os últimos avanços neste domínio. medida que as tecnologias digitais continuam a evoluir, a resolução destas limitações será fundamental para uma adoção mais ampla e para o sucesso do Digital Smile Designing na prática clínica.

Aspectos futuros do desenho digital de sorrisos

ASPECTOS FUTUROS DA CONCEPÇÃO DIGITAL DO SORRISO

O Digital Smile Design estabeleceu-se como uma ferramenta transformadora na medicina dentária estética, oferecendo uma precisão sem paralelo no planeamento do tratamento, uma melhor comunicação com o paciente e a capacidade de visualizar os resultados antes de iniciar os procedimentos. À medida que as tecnologias digitais continuam a evoluir, o futuro do desenho digital do sorriso está preparado para se expandir ainda mais, integrando-se em inovações tecnológicas avançadas, melhorando os resultados para os pacientes e redefinindo o panorama dos cuidados dentários. Esta secção aprofunda os aspectos futuros do desenho digital do sorriso, explorando os potenciais avanços, a integração com tecnologias emergentes e as implicações mais amplas para o campo da dentária.

Um dos desenvolvimentos futuros mais promissores no design digital de sorrisos é a integração da inteligência artificial (IA) e da aprendizagem automática. Estas tecnologias têm o potencial de revolucionar a forma como os profissionais de medicina dentária abordam o design de sorrisos, automatizando processos complexos, aumentando a precisão e fornecendo informações preditivas. Os algoritmos de IA podem analisar vastos conjuntos de dados de casos dentários anteriores, aprendendo com os resultados bem sucedidos para propor planos de tratamento óptimos adaptados a cada paciente[64]. Isto poderia reduzir significativamente o tempo necessário para o planeamento manual e minimizar o erro humano, tornando o desenho do sorriso mais eficiente e preciso.

A aprendizagem automática também pode melhorar as capacidades de diagnóstico da conceção digital do sorriso. Por , a IA pode ser treinada para detetar variações subtis nas estruturas dentárias e faciais que podem não ser imediatamente aparentes ao olho humano, identificando assim potenciais problemas na fase inicial do planeamento[65]. Além disso, as ferramentas baseadas em IA podem prever resultados a longo prazo com base nos desenhos actuais, permitindo que os médicos façam ajustes que garantam a durabilidade e a satisfação dos pacientes. A capacidade de aprendizagem contínua dos sistemas de IA significa que, com cada caso, a tecnologia torna-se mais inteligente, proporcionando designs de sorriso cada vez mais sofisticados e personalizados.

A Realidade Virtual (RV) e a Realidade Aumentada (RA) estão preparadas para desempenhar um papel significativo no futuro do design de sorrisos digitais. Estas tecnologias imersivas têm o potencial de levar os cuidados centrados no paciente a um novo nível, proporcionando aos pacientes uma pré-visualização interactiva e realista do seu potencial sorriso. Atualmente, os softwares de desenho de sorrisos digitais permitem visualizações 2D ou 3D dos tratamentos propostos, mas a integração da RV e da RA pode proporcionar uma experiência totalmente imersiva, em que os pacientes podem "experimentar" os seus novos sorrisos num ambiente virtual[66]. Esta abordagem interactiva pode aumentar o envolvimento e a satisfação dos pacientes, permitindo-lhes participar ativamente no processo de tomada de decisões. Os doentes podem visualizar o aspeto dos diferentes tratamentos em vários cenários, sorrir ou falar, o que lhes dá uma compreensão mais abrangente dos potenciais resultados. Além disso, esta tecnologia pode ser utilizada para consultas à distância, em que os pacientes podem receber uma pré-visualização virtual do seu tratamento a partir do conforto das suas casas, tornando os cuidados dentários mais acessíveis.

Para os clínicos, a RA pode servir como uma ferramenta inestimável durante o processo de tratamento. Ao sobrepor desenhos digitais às estruturas dentárias reais do paciente em tempo real, a RA pode guiar os profissionais durante os procedimentos, assegurando que o resultado final corresponde ao desenho planeado. Este feedback em tempo real pode melhorar a precisão das restaurações e reduzir a necessidade de ajustes, conduzindo a tratamentos mais eficientes e bem sucedidos[67].

A impressão 3D já está a fazer ondas na medicina dentária, mas a sua futura integração com o DSD poderá desbloquear níveis sem precedentes de personalização e customização no design do sorriso. À medida que a tecnologia se torna mais avançada e acessível, irá permitir a criação de restaurações dentárias altamente individualizadas que se adaptam perfeitamente ao desenho digital do sorriso do paciente. A combinação do desenho digital do sorriso e da impressão 3D pode simplificar a produção de próteses dentárias, tais como coroas, pontes e facetas, tornando o processo mais rápido, mais preciso e económico.

No futuro, espera-se que os materiais de impressão 3D evoluam, oferecendo maior versatilidade e biocompatibilidade. Isto permitirá a produção de próteses que não só correspondem aos requisitos estéticos, mas também se integram perfeitamente com os tecidos naturais do paciente[68]. A capacidade de imprimir estruturas complexas, tais como restaurações multicamadas que imitam as gradações naturais dos dentes, aumentará ainda mais os resultados estéticos que podem ser alcançados através do desenho digital do sorriso. Além disso, os avanços na bioimpressão poderão levar ao desenvolvimento de implantes dentários e outros materiais de restauração totalmente integrados com tecidos vivos, alargando os limites do que é possível na reconstrução dentária.

A impressão 3D também abre novas possibilidades para a personalização de aparelhos ortodônticos, tais como alinhadores e retentores, com base no plano de desenho do sorriso digital. Isto pode melhorar significativamente a eficiência dos tratamentos ortodônticos, reduzindo a necessidade de múltiplos ajustes e assegurando que os aparelhos funcionam em harmonia com a anatomia dentária única do paciente.

O futuro do design digital do sorriso também é suscetível de ser influenciado pelo aumento da tele-dentisteria e da colaboração global. Com a crescente adoção de tecnologias de saúde digitais, os profissionais de medicina dentária podem agora oferecer os seus serviços à distância, quebrando barreiras geográficas e tornando os cuidados dentários de alta qualidade acessíveis a uma população mais vasta. O desenho digital de sorrisos, com a sua dependência de dados digitais, está particularmente bem adaptado a esta tendência. Os médicos podem partilhar desenhos digitais de sorrisos com colegas de todo o mundo, procurando opiniões de especialistas ou colaborando em casos complexos sem a necessidade de reuniões físicas.

As plataformas de tele-odontologia também podem facilitar consultas em tempo real com os pacientes, permitindo uma abordagem mais flexível e centrada no paciente para os cuidados. Os pacientes podem receber explicações pormenorizadas sobre os seus planos de design de sorriso digital, fazer perguntas e tomar decisões informadas sem a necessidade de várias visitas presenciais. Isto é particularmente benéfico para os pacientes em áreas remotas ou mal servidas que, de outra forma, poderiam ter um acesso limitado a cuidados dentários especializados.

A colaboração global através do desenho de sorriso digital também tem o potencial de normalizar as melhores práticas em todo o sector. Ao partilhar dados e conhecimentos, os profissionais de medicina dentária podem aperfeiçoar coletivamente as técnicas de conceção de sorrisos digitais, melhorar os resultados do tratamento e contribuir para o avanço global da medicina dentária estética. Além disso, esta abordagem colaborativa pode acelerar a adoção de novas tecnologias, uma vez que as inovações bem sucedidas podem ser rapidamente divulgadas e implementadas a uma escala global[66].

À medida que a indústria dentária se torna cada vez mais consciente do seu impacto ambiental, o futuro do design digital do sorriso será provavelmente moldado por um enfoque na sustentabilidade e em práticas amigas do ambiente. As tecnologias digitais, pela sua própria natureza, reduzem a necessidade de materiais físicos, como moldeiras e modelos de gesso, minimizando assim o desperdício. A mudança para fluxos de trabalho digitais pode contribuir para uma redução significativa da pegada ambiental dos consultórios dentários.

No futuro, é de esperar que a conceção digital do sorriso seja integrada em materiais e processos sustentáveis. Por exemplo, o desenvolvimento de materiais de impressão 3D biodegradáveis ou recicláveis poderá reduzir ainda mais o impacto ambiental das restaurações dentárias. Além disso, as ferramentas digitais podem otimizar a utilização de recursos, permitindo um planeamento e execução mais precisos dos tratamentos, reduzindo assim a necessidade de materiais adicionais e minimizando o desperdício associado às abordagens de tentativa e erro.

Além disso, a tendência para a tele-dentisteria e as consultas à distância pode reduzir a pegada de carbono associada às deslocações dos pacientes, tornando os cuidados dentários não só mais acessíveis, mas também mais sustentáveis. À medida que os pacientes e os profissionais se tornam mais conscientes em relação ao ambiente, a procura de soluções digitais ecológicas na medicina dentária continuará a crescer, impulsionando a inovação e moldando o futuro do design do sorriso digital.

O futuro do Design Digital do Sorriso é rico em possibilidades, impulsionado pela integração de tecnologias avançadas como a IA, a RV/AR, a impressão 3D e a tele-dentisteria. Estas inovações prometem melhorar a precisão, a eficiência e a acessibilidade do design do sorriso, tornando-o numa ferramenta mais poderosa para os médicos e numa experiência mais satisfatória para os pacientes. À medida que o desenho digital de sorrisos continua a evoluir, irá sem dúvida desempenhar um papel central na transformação da medicina dentária estética, ultrapassando os limites do que é possível e estabelecendo novos padrões para cuidados personalizados. No entanto, tal como acontece com qualquer avanço tecnológico, é essencial que os profissionais de medicina dentária se mantenham vigilantes relativamente às implicações éticas e ambientais destes desenvolvimentos, assegurando que o futuro da conceção digital de sorrisos não é apenas brilhante, mas também responsável e sustentável.

Bibliografia

1. POLATOĞLU S, BAHADIR HS. Odontologia digital. Pesquisa atual em ciências da saúde. 2023 Mar.

2. Coachman C, Calamita MA, Sesma N. Documentação dinâmica do sorriso e o processo de desenho digital do sorriso 2D/3D. Int J Periodontics Restorative Dent. 2017;37(2):183-193. doi:10.11607/prd.2727.

3. McLaren EA, Coachman C. Desenho Digital do Sorriso: Uma ferramenta para diagnóstico estético e comunicação. Int J Esthet Dent. 2018;13(2):158-174.

4. Coachman C, Paravina RD. Dentisteria estética melhorada digitalmente - Do planeamento do tratamento ao controlo de qualidade. J Esthet Restor Dent. 2016;28 Suppldoi:10.1111/jerd.12234.

5. Revilla-León M, Att W. Diagnostic digital workflows in fixed prosthodontics. J Prosthet Dent. 2019;121(5):728-736. doi:10.1016/j.prosdent.2018.10.016.

6. Coachman C, Calamita MA, Sesma N, et al. Desenho digital 3D gerado facialmente e guiado por cefalometria para reabilitação com implantes de boca completa: Um relatório clínico. J Prosthet Dent. 2017;117(5):577-586. doi:10.1016/j.prosdent.2016.08.017.

7. Romo K, Silami FD, Sotto-Maior BS, et al. Realidade Aumentada em Medicina Dentária: Uma Perspetiva Atual. Ata Odontol Scand. 2021;79(5):363-372. doi:10.1080/00016357.2021.1915456.

8. Coachman C, Calamita MA, Coachman FG, et al. Planeamento de tratamento estético abrangente utilizando o Digital Smile Design. Compend Contin Educ Dent. 2017;38(9):640- 651.

9. Al Mardini M, Ercoli C, Graser GN, et al. Métodos digitais e convencionais de conceção e fabrico de um protótipo funcional de prótese dentária removível completa: Um relatório clínico. J Prosthet Dent. 2019;122(3):195-200. doi:10.1016/j.prosdent.2019.01.013.

10. Mangano F, Gandolfi A, Luongo G, et al. Fluxo de trabalho digital versus convencional para fabrico de coroas suportadas por implantes: Um estudo comparativo de 30

pacientes. Clin Oral Implants Res. 2018;29(6):636-643. doi:10.1111/clr.13149.

11. Revilla-León M, Özcan M. Tecnologias de fabrico aditivo utilizadas para o processamento de polímeros: Estado atual e potencial aplicação em dentisteria protética. J Prosthodont. 2019;28(2):146-158. doi:10.1111/jopr.12993.

12. Khan M, Kazmi SM, Khan FR, Samejo I. Análise das diferentes caraterísticas do sorriso. BDJ aberto. 2020 maio 5;6(1):6.

13. McLaren EA, Cao PT. Análise do sorriso e desenho estético: na zona. Inside Dent. 2009 Jul;5(7):46-8).

14. Os componentes do design do sorriso, DOI:10.1016/j.cden.2015.03.013)

15. Desenho digital do sorriso como uma ferramenta de comunicação para resultados clínicos previsíveis: Uma atualização e revisão Yeşim ÖLÇER US1,* , Emir YÜZBAŞIOĞLU1,2 , Berkman ALBAYRAK1 , Gökhan ÖZDEMİR

16. Chitlange PM, Madhu PP, Reche A. Digital smile design-uma visão geral do fluxo de trabalho digital 3D. JORNAL DE INVESTIGAÇÃO CLÍNICA E DE DIAGNÓSTICO. 2023 Jan 1;17(1):ZE01-5.

17. Garber DA, Salama MA. O sorriso estético: diagnóstico e tratamento. Periodontol 2000. 1996 Jun;11(1):18-28.

18. Chiche GJ, Pinault A. Esthetics of anterior fixed prosthodontics (Estética da prótese fixa anterior). Quintessence Pub Co; 1994.

19. Sarver DM, Ackerman MB. Visualização e quantificação dinâmica de sorrisos: Parte 1. Evolução do conceito e registos dinâmicos para a captura do sorriso. Am J Orthod Dentofacial Orthop. 2003 Sep;124(3): 4-12.

20. Lombardi RE. Os princípios da perceção visual e a sua aplicação clínica à estética da prótese. J Prosthet Dent. 1973 Sep;29(4):358-82.

21. Levin EI. A estética dentária e a proporção áurea. J Prosthet Dent. 1978 Sep;40(3):244-52.

22. Snow SR. Análise estética do sorriso em relação à largura dos dentes anteriores: a percentagem dourada. J Esthet Dent. 1999;11(4):177-84.

23. Ahmad I. Protocolos para restaurações dentárias estéticas previsíveis. John Wiley & Sons; 2008 Abr 15.

24. Magne P, Belser U. Restaurações de porcelana coladas na dentição anterior: uma abordagem biomimética. Quintessence Pub Co; 2002.

25. Ahmad I. Estética dentária anterior: perspetiva dentofacial. Br Dent J. 2005 Jan;199(2):81-8.

26. Van der Geld P, Oosterveld P, Van Heck G, Kuijpers-Jagtman AM. Atratividade do sorriso. Auto-perceção e influência na personalidade. Angle Orthod. 2007 Sep;77(5):759-65.

27. Waliszewski M. Restaurar a aparência dentária: Uma revisão da literatura para a estética moderna da prótese completa. J Prosthet Dent. 2005 Oct;93(4):386-94.

28. McLaren EA, Whiteman YY. Cerâmica: fundamentos para a seleção de materiais. Compend Contin Educ Dent. 2010 Mar;31(9):666-83.

29. Magne P, Gallucci GO, Belser UC. Relação largura/comprimento da coroa anatómica de dentes maxilares desgastados e não desgastados em indivíduos brancos. J Prosthet Dent. 2003 Jul;89(5):453-61.

30. Coachman C, Calamita M. Desenho digital do sorriso: Uma ferramenta para o planeamento do tratamento e comunicação em estética. Quintessence Int. 2012;43(2):119-30.

31. Kokich VG, Kiyak HA, Shapiro PA. Comparação da perceção de dentistas e leigos relativamente à estética dentária alterada. J Esthet Restor Dent. 1999;11(6):311-24.

32. Adobe Systems Incorporated. Adobe Photoshop CS6. San Jose, CA: Adobe Systems Incorporated; 2012.

33. Microsoft Corporation. Microsoft PowerPoint. Redmond, WA: Microsoft Corporation; 2019.

34. Tasty Tech Ltd. Smile Designer Pro. Tasty Tech Ltd; 2020.

35. Bini V. Desenho Estético Digital do Sorriso. Milão, Itália: Dr. Valerio Bini; 2018.

36. Planmeca Oy. Planmeca Romexis Smile Design. Helsínquia, Finlândia: Planmeca Oy; 2019.

37. Web Motion LTD. VisagiSMile. Londres, Reino Unido: Web Motion LTD; 2017.

38. DSDApp LLC. DSD App by Coachman. Miami, FL: DSDApp LLC; 2020.

39. Apple Inc. Apresentação. Cupertino, CA: Apple Inc.; 2019.

40. Sistema de posicionamento guiado. Tecnologia de sistemas de posicionamento guiado. 2020.

41. EGSolution. DSS - Digital Smile Design Software. Milão, Itália: EGSolution; 2018.

42. NemoDSD. Software de desenho de sorrisos 3D NemoDSD. 3D; 2019.

43. Exocad GmbH. Exocad DentalCAD 2.3. Darmstadt, Alemanha: Exocad GmbH; 2019.

44. Sirona Dental Systems Inc. Cerec SW 4.2. Long Island City, NY: Sirona Dental Systems Inc.; 2016.

45. Bonny T, Al Nassan W, Obaideen K, Al Mallahi MN, Mohammad Y, El-Damanhoury HM. Papel Contemporâneo e Aplicações da Inteligência Artificial na Odontologia. F1000Res. 2023 Set 20;12:1179. doi: 10.12688/f1000research.140204.1

46. Obwegeser D, Timofte R, Mayer C, Eliades T, Bornstein MM, Schätzle MA, Patcas R. Utilização de inteligência artificial para determinar a influência da estética dentária na atratividade facial em comparação com outras modificações faciais. Jornal Europeu de Ortodontia. 2022 Aug 1;44(4):445-51.

47. Benington PC, Khambay BS, Ayoub AF. Uma visão geral das imagens tridimensionais em medicina dentária. Dental update. 2010 Oct 2;37(8):494-508.

48. Spear FM, Kokich VG. Uma abordagem multidisciplinar à medicina dentária estética. Dental Clinics of North America. 2007 Abr 1;51(2):487-505.

49. Valizadeh S, Valilai OF, Houshmand M, Vasegh Z. Uma nova plataforma de medicina dentária digital baseada no paradigma de fabrico em nuvem. Jornal internacional de fabrico integrado por computador. 2019 Nov 2;32(11):1024-42.

50. Batra AM, Reche A. A new era of dental care: harnessing artificial intelligence for better diagnosis and treatment (Uma nova era de cuidados dentários: aproveitar a inteligência artificial para um melhor diagnóstico e tratamento). Cureus. 2023 Nov;15(11).

51. Stanley M, Paz AG, Miguel I, Coachman C. Fluxo de trabalho totalmente digital, integrando digitalização dentária, desenho do sorriso e CAD-CAM: relato de caso. BMC oral health. 2018 Dec;18:1-8.

52. Luniyal C, Shukla AK, Priyadarshi M, Ahmed F, Kumari N, Bankoti P, Makkad RS.
Avaliação da Satisfação do Paciente e dos Resultados do Tratamento no Desenho Digital do Sorriso vs. Desenho Convencional do Sorriso: A Randomized Controlled Trial. Jornal de Farmácia e Ciências Biológicas. 2024 Fev 2:10-4103.

53. Parthasarathy PR, Patil SR, Dawasaz AA, Baig FA, Karobari MI. Unlocking the Potential (Desbloquear o potencial): Investigating Dental Practitioners' Willing to Embrace Artificial Intelligence in Dental Practice (Investigar a vontade dos médicos dentistas de adotar a inteligência artificial na prática dentária). Cureus. 2024 Fev;16(2).

54. Desenho Digital do Sorriso: Uma Ferramenta Digital para Avaliação Estética, Comunicação em Equipa e Gestão de Pacientes Christian Coachman, DDS, CDT, Marcelo Calamita, DDS, MS, PhD, e Andrea Ricci, DDS

55. https://www.myradental.co.uk/digital-smile-design-definition-how-it-works-vantagens-e-desvantagens/

56. Coachman C, Paravina RD, Van Dooren E, Calamita M, Coachman FG, Sesma N. Digital smile design: Uma ferramenta para o planeamento do tratamento e comunicação em estética. Quintessence Int. 2014;45(2):119-124. doi:10.3290/j.qi.a31154.

57. Van der Meer WJ, Andriessen FS, Wismeijer D, Ren Y. Application of intra-oral dental scanners in the digital workflow of implantology. PLoS One. 2012;7(8). doi:10.1371/journal.pone.0043312.

58. Lopo Barros JH, Oliveira MN, Cardoso IO, Oliveira GJ, Prado CJ, Neves FD. Desenho assistido por computador/Fabricação assistida por computador de pilar personalizado para reabilitar um implante mal posicionado usando fluxo digital: um relato de caso. InHealthcare 2023 Sep 6 (Vol. 11, No. 18, p. 2472). MDPI.

59. Lin WS, Harris BT, Zandinejad A, Morton D. Utilização de aquisição de dados digitais e tecnologia CAD/CAM para o fabrico de uma prótese dentária completa fixa sobre implantes dentários. O Jornal de Dentária Protética. 2014 Jan 1;111(1):1-5.

60. Finelle G. Digital smile design in interdisciplinary and orthodontic dental treatment planning. Revista de Anomalias Dentofaciais e Ortodontia. 2017;20(3).

61. Jafri Z, Ahmad N, Sawai M, Sultan N, Bhardwaj A, Jafri A. Desenho de sorriso digital - uma ferramenta inovadora em odontologia estética. J Oral Biol Craniofac Res. 2020;10(2):194-198. doi:10.1016/j.jobcr.2019.11.001.

62. Garcia PP, Da Costa RG, Calgaro M, Ritter AV, Correr GM, Da Cunha LF, Gonzaga CC. Desenho digital do sorriso e técnica de mock-up para o planeamento do tratamento estético com facetas laminadas de porcelana. Journal of conservative dentistry. 2018 Jul 1;21(4):455-8.

63. Revilla-León M, Özcan M. Tecnologias de fabrico aditivo utilizadas para o processamento de polímeros: Estado atual e potencial aplicação em dentisteria protética. J Prosthodont. 2019;28(2):146-158. doi:10.1111/jopr.12721.

64. Schwendicke F, Elhennawy K, Paris S, Frischmuth T, Krois J. Deep learning for caries lesion detection in near-infrared light transillumination images: a pilot study. J Dent. 2020;92:103260. doi:10.1016/j.jdent.2019.103260.

65. Revilla-León M, Özcan M. Tecnologias de fabrico aditivo utilizadas para o processamento de polímeros: estado atual e potencial aplicação em dentisteria protética. Journal of Prosthodontics. 2019 Feb;28(2):146-58.

66. Jánosi KM, Cerghizan D, Berneanu FD, Kovács A, Szász A, Mureşan I, Hănţoiu LG, Albu AI. Reabilitação de boca inteira de um paciente com sorriso gengival - abordagem multidisciplinar: Relato de Caso. Medicina. 2023 Jan 19;59(2):197.

67. Oh JH, An X, Jeong SM, Choi BH. Fluxo de trabalho digital para cirurgia de implantes guiada por computador em pacientes edêntulos: um relato de caso. Jornal de Cirurgia Oral e Maxilofacial. 2017 Dez 1;75(12):2541-9.

68. Barone S, Casinelli M, Frascaria M, Paoli A, Razionale AV. Conceção interactiva da colocação de implantes dentários através de tecnologias CAD-CAM: da imagem 3D ao fabrico aditivo. Jornal Internacional sobre Design e Fabrico Interactivos (IJIDeM). 2016 maio;10:105-17.

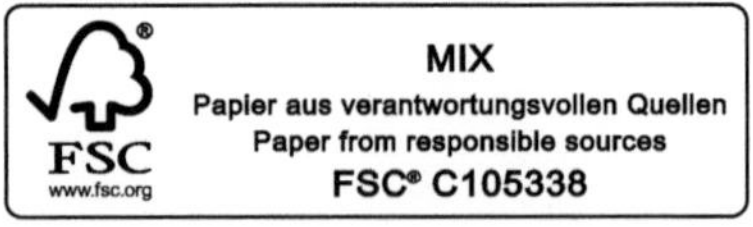

Printed by Books on Demand GmbH, Norderstedt / Germany